CONSEILS HYGIÉNIQUES

AUX CULTIVATEURS

PAR

UN MAIRE DE CAMPAGNE.

Cet opuscule sera vendu au profit des indigents de la commune de Groslay (Seine-et-Oise).

PARIS
IMPRIMERIE D'E. DUVERGER
RUE DE VERNEUIL, N° 6.

A Monsieur Orfila m^bre du Conseil supérieur de l'Instruction publique hommage respectueux

CONSEILS

HYGIÉNIQUES

AUX CULTIVATEURS

PAR

UN MAIRE DE CAMPAGNE.

Cet opuscule sera vendu au profit des indigents de la commune de Groslay (Seine-et-Oise).

PARIS

IMPRIMERIE D'E. DUVERGER

RUE DE VERNEUIL, N° 6.

CONSEILS

HYGIÉNIQUES

AUX CULTIVATEURS

PAR

UN MAIRE DE CAMPAGNE.

Cet opuscule sera vendu au profit des indigents de la commune de Groslay (Seine-et-Oise).

PARIS
IMPRIMERIE D'E. DUVERGER
RUE DE VERNEUIL, N° 6.
1850

CONSEILS
HYGIÉNIQUES
AUX CULTIVATEURS.

Nous sommes trop souvent témoins de l'ignorance des habitants des campagnes sur ce qui intéresse leur santé, celle de leur famille, pour ne pas désirer voir l'hygiène vulgarisée par l'enseignement, comme elle l'a été par certaines législations religieuses ; aussi est-ce principalement aux curés et aux instituteurs que nous recommandons la propagation des principes de cette science applicables aux cultivateurs; ne fît-elle que leur apprendre la différence qui existe entre l'usage et l'abus, qu'à mettre à profit les circonstances utiles et à éviter celles nuisibles, qu'il en résulterait pour eux une amélioration sensible de position.

Bien que, plus heureux que les habitants des villes, ils soient plongés dans un air plus pur, qu'ils aient une alimentation plus simple et plus saine, des boissons plus pures, des eaux plus limpides et plus abondantes, cependant des circonstances inhérentes à leurs travaux, à leurs habitations, au plus ou moins d'élévation du sol, à sa sécheresse ou à son humidité, les prédisposent à certaines maladies dont un régime hygiénique fondé sur l'observation les garantirait.

C'est ainsi que les laboureurs, les moissonneurs, les vignerons, effectuant souvent après de longues courses leurs pénibles travaux sous l'influence d'une haute température, sont souvent atteints d'inflammation des méninges[1], de suppression de transpiration, d'inflammation du poumon, d'irritation d'estomac et d'intestins; la funeste habitude qu'ils ont pendant l'interruption des travaux de reposer sur la terre quelquefois humide détermine des rhumatismes articulaires ou généraux qui, privant des ouvriers encore jeunes de l'usage de leurs membres, simulent chez eux une vieillesse anticipée.

(1) Membranes qui enveloppent le cerveau.

Ils se soustrairaient à une foule de maladies en évitant les variations subites de température.

L'usage si funeste de déposer les fumiers dans le voisinage des habitations, d'y diriger les eaux ménagères et les urines, ne produit pas seulement des ophthalmies chroniques chez les enfants et les vieillards, il donne lieu à des fièvres intermittentes, aux obstructions du foie et de la rate, que les gens de la campagne, mal conseillés, ont quelquefois la prétention de combattre par l'usage abusif de liqueurs alcooliques, et qui fait dégénérer ces affections en hydropisies rebelles et souvent incurables.

L'air pur, les aliments sains, les bains et les ablutions fréquentes, les vêtements souvent nettoyés, le linge et les habitations propres ne concourent pas seulement au maintien de la santé, ils constituent aussi le bien-être; de même que le défaut d'air pur, d'ablutions, l'intempérance, la malpropreté ne constituent pas seulement le malaise, ils sont la source d'une foule de maladies et bien souvent font naître la misère. En inspirant dans la jeunesse les goûts d'ordre et de propreté, on garantirait l'âge mûr et la vieillesse d'une foule d'infirmités.

Il est incontestablement l'élément le plus indispensable à l'entretien de la vie; aussi les modifications qu'il éprouve déterminent-elles des perturbations dans l'économie. Il ne doit pas seulement être pur, il doit être souvent renouvelé ; il ne doit être ni trop sec ni trop humide ; généralement composé d'un cinquième d'oxygène et de quatre cinquièmes d'azote, pour emprunter aux végétaux l'acide carbonique qui le complète, il doit être en contact avec eux. Les plantes et les animaux sont par le concours de l'air tributaires les uns des autres, à tel point, dit M. Dumas, qu'en ce qui touche les éléments organiques, *les animaux et les plantes ne sont que de l'air condensé qui se détruit et se refait sans cesse.*

Tout ce qui peut contribuer à altérer la pureté de l'air doit être évité. Nous avons signalé la décomposition des fumiers, des déjections dans le voisinage des habitations ; le même motif doit en éloigner les cimetières, les établissements d'équarrissage, les abattoirs, les usines à émanations acides, les animaux domestiques, les emmagasinages de récoltes, les serres à fleurs et les fruitiers; l'état de maladie étant une cause très puissante d'altération de l'air, il importe dans ce cas de recourir aux moyens ventilateurs, et notamment à l'usage du feu dans les cheminées, pour établir un courant du dehors au dedans.

On est malheureusement dans l'usage dans les campagnes, pour purifier l'air, d'avoir recours à des substances aromatiques, telles que le benjoin, les baies de genièvre, le sucre projeté sur des charbons ardents. Les vapeurs qui s'exhalent tendent, il est vrai, à dissimuler les odeurs méphitiques, mais elles ne les anéantissent pas, elles rendent l'air plus épais, plus lourd et partant moins respirable. Lorsque l'atmosphère est rendue insalubre par la combustion du charbon, d'un nombreux luminaire, ou l'accumulation d'un grand nombre de personnes, d'animaux même, comme cela se rencontre encore trop souvent dans les veillées villageoises, il faut, pour éviter les défaillances, les syncopes, l'asphyxie même, ouvrir les portes et les croisées; c'est le moyen le plus simple et le plus efficace de purifier l'air. S'il s'est manifesté des épidémies, des épizooties dans les lieux habités ou dans la contrée, il est bon de répandre des vapeurs désinfectantes en versant, par exemple, de l'acide sulfurique sur un mélange de salpêtre et de sel marin ou de cuisine (muriate de soude) et effectuer une prompte ventilation pour éviter l'action sur les organes respiratoires.

Il n'est pas toujours loisible au cultivateur de choisir pour son exploitation un lieu où l'air soit pur et le sol approprié ; mais il dépend de lui, en facilitant l'écoulement des eaux soit par des canaux, soit par le drainage, de rendre certaines prairies moins marécageuses; en mettant les marais en culture, il évitera les exhalaisons pestilentielles et les fièvres intermittentes auxquelles elles donnent trop souvent lieu.

Les cultivateurs ou les ouvriers que les circonstances obligent à travailler ou à séjourner au milieu des miasmes et dans des lieux humides devront, pour combattre leur influence, prendre une nourriture substantielle, porter des vêtements de laine, éviter les changements brusques de température et faire usage de boissons plutôt toniques que relâchantes, du vin, par exemple. La décoction de quinquina, celle de gentiane, l'infusion de camomille, le thé, le café pris modérément, et l'administration de la quinine en cas d'intoxication paludéenne (fièvre intermittente) sont heureusement indiqués.

HABITATION.

S'il s'agissait de l'édification soit d'une ferme, soit d'une maison d'habitation dans un lieu indéterminé, que des circonstances de terrain, de voirie, de commerce ne domineraient pas, nous conseillerions de s'assurer de la qualité du fonds, d'éviter le voisinage des grandes forêts, des eaux stagnantes, le fond des vallées étroites formant impasse; de rechercher le voisinage des eaux courantes et potables, l'exposition au soleil à l'abri des grands vents, les abords faciles pour les relations domestiques ou commerciales; mais ces avantages sont soumis à des conditions d'exploitation qui permettent rarement de les réunir. Quoi qu'il en soit, on doit éviter pour la construction d'une habitation quelle qu'elle soit un sol trop meuble et trop perméable; autant que possible édifier sur caves, faire usage de matériaux de nature calcaire ou argileuse, mais celle-ci après cuisson sous forme de briques et de carreaux. On doit ménager des ouvertures ou fenêtres assez nombreuses pour laisser pénétrer l'air et la lumière. On doit se garder d'établir en contre-bas du sol les pièces qui devront être journellement habitées; si elles offrent une température plus constante, elles ne permettent pas d'effectuer une ventilation toujours si salutaire, non plus que l'écoulement des eaux ménagères et l'agrandissement successif en rapport avec l'augmentation de la famille. L'encombrement est une cause permanente d'énervation, d'affaiblissement, et souvent d'épidémies locales; il est facile de comprendre, en effet, que des individus placés dans les mêmes circonstances, soumis au même régime, doivent être dans une prédisposition à contracter la même maladie.

Les registres de l'état civil et les tables de mortalité témoignent trop souvent du nombre et de l'influence des habitations malsaines pour ne pas éveiller l'attention de l'autorité et provoquer des améliorations dans cette partie importante de l'hygiène publique. L'imprégnation par les murs des émanations de toutes espèces peut être combattue au moyen des courants d'air établis par des cheminées et en effectuant de temps en temps des badigeonnages, au moyen de chaux éteinte en suspension dans l'eau.

Une petite ferme ou maison de cultivateur, pour être appropriée aux usages de la vie agricole, doit se composer d'une pièce servant d'entrée, dont la porte, garantie par un portique rustique, sert à abriter momentanément les montures des visiteurs, et notamment celles du curé, du médecin, qui trop souvent vaguent sur la voie publique. Cette pièce prend en Angleterre le nom de parloir; elle communique aux pièces du rez-de-chaussée, qu'elle garantit de l'influence directe de l'air extérieur, et à l'étage supérieur au moyen d'un escalier. Un maître cultivateur intelligent doit réserver des pièces pour coucher, pour faire la cuisine, pour manger et pour les travaux intérieurs; les bâtiments annexes sont le cellier, la buanderie, l'écurie, la vacherie, la porcherie, etc., qui doivent être éclairés et aéres sur la cour et sur le potager ou verger. Malheureusement, dans une grande partie de la France, toutes ces diverses parties d'une habitation sont confondues, au grand préjudice de la santé et quelquefois de la morale publique.

VERGER.

Cette sorte de jardin annexe si utile de l'habitation lorsqu'il est bien entretenu est singulièrement négligé en France. Il ne se compose généralement que d'arbres, la plupart non greffés, rabougris, de mauvaise nature, offrant les directions les plus étranges, par suite du peu de soin que l'on prend de les garantir lorsque, jeunes encore, ils éprouvent l'influence des ouragans et l'atteinte des animaux domestiques. L'entretien des vergers consiste dans des labours fréquents, des épinages pour éloigner les animaux, des émondages, des échenillages, dans l'enlèvement des bois morts et de la mousse, et le raclage des éorces rugueuses et fendillées qui recèlent les œufs d'insectes et empêchent la transpiration.

Lorsque les vergers ne sont chez nous qu'une sorte de clos inculte dont on conteste même l'utilité, ils sont en Allemagne, en Angleterre et en Belgique des espèces d'oasis où les cultivateurs se reposent après leurs travaux et où ils ont la douce satisfaction de voir leurs enfants se livrer à toutes sortes d'exercices sur les appareils gymnastiques couverts de fruits que leur offre la nature.

ALIMENTS.

On doit considérer comme aliment toute substance qui, introduite dans le corps, sert à réparer ses pertes ; rarement ils sont formés d'un seul principe, soit qu'ils appartiennent au règne végétal ou au règne animal. Pour être mis à profit, ils doivent être altérables par le suc gastrique et les viscères qui servent à la digestion. La base des substances nutritives végétales est toujours formée de fécule, de gomme, de gluten et de sucre. La fibrine, la gélatine et l'osmazone (principe savoureux et odorant), constituent la base des substances alimentaires animales.

La nourriture des habitants des campagnes étant généralement plus simple que celle des citadins, c'est d'elle que nous allons nous occuper. Par habitants des campagnes nous entendons ceux qui se livrent plus particulièrement aux travaux des champs et qui, exposés aux variations atmosphériques, travaillent pendant douze ou quinze heures et dépensent journellement une proportion notable de force musculaire qu'une bonne alimentation et des repos bien ménagés doivent leur faire recouvrer.

En cas d'indisposition, même légère, la diète doit être observée chez les campagnards comme chez les habitants des villes.

Les aliments ne produisent un effet utile que lorsqu'ils sont sains et bien préparés; s'il s'agit de fruits, de légumes, de racines, de graines, la récolte ne doit pas seulement être faite à propos; on doit prendre toutes les précautions pour effectuer leur conservation. L'atteinte des insectes, de l'humidité, une chaleur trop ardente, une conservation trop longue, apportent des modifications sensibles dans leur constitution. Moins savoureux, ils sont moins appétissants, leurs propriétés alibiles s'en trouvent affaiblies, et, devenus pour ainsi dire réfractaires à l'action de l'estomac, ils nuisent plus qu'ils ne concourent à l'entretien de la santé.

On doit autant que possible varier sa nourriture journellement, la prendre à des heures fixes, suffisamment assaisonnée pour exciter médiocrement les organes digestifs. Les animaux morts de maladie, accablés de fatigue ou de mauvais traitements, doivent être repoussés de toute préparation culinaire.

Un régime trop animalisé pour les personnes qui ne prennent pas beaucoup d'exercice conduit à l'obésité, à la somnolence et à l'hypocondrie. Quant au pain, il ne doit être ni trop lourd, ni trop léger. Toute addition pour le rendre plus blanc et plus poreux est plus nuisible qu'utile; le meilleur est celui dit de *ménage*. Il doit être fait assez souvent pour conserver une consistance qui participe de la mollesse et de la dureté, et que l'on distingue vulgairement sous le nom de *rassis*.

BOISSONS ALIMENTAIRES.

L'eau est incontestablement la boisson la plus digestible, la plus fraîche et la plus salutaire; mais, pour remplir ces conditions, elle doit être limpide, incoloré, inodore, exempte de sels calcaires, provenir du ciel, de rivières ou de ruisseaux à courants rapides. C'est assez dire que celles d'étangs, de marais, de sources, de puits doivent être repoussées de l'usage alimentaire. Leur défaut d'aération les rend lourdes, indigestes et susceptibles de produire l'engorgement des viscères, et souvent le goître et le crétinisme; les matières putrides qu'elles contiennent déterminent aussi des fièvres intermittentes, la décoloration de la peau, la chlorose ou pâles couleurs chez les femmes.

Jusqu'à ces derniers temps on a dû pour l'usage de la marine embarquer de l'eau, mais au moyen de la distillation et de l'aérification on rend potable celle de mer ; c'est un bienfait et une économie pour les voyageurs de long cours particulièrement.

Parmi les boissons alimentaires, il faut ranger le café au lait dont l'usage est si général chez les personnes que la nature de leurs travaux oblige à subir l'influence des intempéries; celles du sexe, par exemple, qui vendent sur la voie publique, ne pourraient s'en passer; ce qui est pour d'autres un objet de luxe, est pour elles d'une indispensable nécessité.

Un agronome célèbre, un savant qui n'apprécie la science que pour les avantages qu'en retire l'humanité, M. de Gasparin, a récemment expliqué l'action du café sur les ouvriers employés aux mines de Charleroi. Il constitue en effet leur alimentation en très grande partie. Bien qu'à l'analyse cette boisson ne donne que 15 grammes d'azote, lorsque 25 forment la proportion moyenne de l'alimentation en France, cependant cette nourriture presque exclusive non-seulement les soutient, mais leur permet de se livrer à de fatigants exercices.

« Tous les jours l'ouvrier, avant d'aller à ses travaux, fait son café; c'est une infusion légère de café et de chicorée à parties égales, additionnée de lait dans la proportion d'un dixième. Il est vrai de dire cependant qu'il apporte sur le chantier avec cette boisson des tartines de pain beurré qu'il lui associe. Rentré chez lui, il soupe avec des pommes de terre ou des choux. Un kilogramme de pain blanc constitue sa consommation journalière. La bière et la viande sont réservées pour les dimanches et jours fériés.

« C'est au café seul, dit M. de Gasparin, qu'on peut attribuer la possibilité de se contenter d'un régime que des enfants ne supporteraient pas, et ce n'est pas comme substance nourrissante qu'il agit. Provoque-t-il une plus complète assimilation des aliments, ou retarde-t-il par la mutation des organes qui n'exigent pas alors une si grande consommation de matériaux pour se réparer ou s'entretenir ? Dans cette hypothèse, ajoute l'auteur de l'observation, le café ne nourrirait pas, mais il empêcherait de se *dénourrir.* »

La sobriété des peuples qui font usage du café, la facilité avec laquelle ils supportent de longues privations, tendent à faire croire à sa propriété inappétente. On ne saurait, en conséquence, trop faciliter sa propagation, son importation et recommander son usage.

BOISSONS ALCOOLIQUES OU FERMENTÉES.

Chaque peuple, chaque contrée a sa boisson usuelle qu'il extrait des produits du sol. Les principales sont, pour les habitants du Nord, la bière, le cidre, le poiré, le lipet ou vin de miel, hydromel ou mieux *œnomel* que les Polonais comparent à notre champagne ; ceux du Midi ont le vin, l'arack des Arabes, qui est le produit de la fermentation du riz, le *chicoa* que les Indiens composent en faisant fermenter l'épi de maïs à l'état laiteux ; le zamba des Siciliens qui est un alcoolat d'anis étendu d'eau ; cette boisson imprime aux organes buccaux un sentiment de fraîcheur très agréable, comparable à celui des liqueurs fermentées, et elle n'en a pas les inconvénients.

C'est à dessein que nous ne parlons pas des liqueurs alcooliques telles que l'eau-de-vie, le rhum, le kirsch, le marasquin, etc., attendu qu'elles sont généralement plus nuisibles qu'utiles aux habitants des campagnes, et qu'elles n'entrent pas nécessairement dans leur régime alimentaire. Si aux avantages d'un air pur, d'une nourriture saine, d'un repos calme et réparateur, les habitants des campagnes joignaient l'abstinence des liqueurs spiritueuses, des veilles, la tempérance enfin, ils seraient plus heureux que ceux des villes.

« Celui, dit M. Réveillé-Parise dans une notice récemment publiée (sur l'assistance publique et médicale dans les campagnes) qui pourra établir dans les campagnes et avec succès des sociétés de tempérance, en sera assurément le plus grand des bienfaiteurs. »

DES VÊTEMENTS ET DES SOINS QU'EXIGE L'EXTÉRIEUR DU CORPS.

Les vêtements doivent être assez simples et assez légers pour permettre d'effectuer les mouvements sans fatigue. Les chemises de calicot, les gilets de flanelle pour les vieillards surtout, souvent renouvelés, permettent de lutter contre les intempéries; en absorbant la matière de la transpiration, ils garantissent des rhumes et des inflammations des bronches et du poumon.

La couleur des vêtements n'est pas non plus sans importance; on sait que ceux noirs ou bruns, en absorbant et concentrant les rayons solaires, tendent à élever la température ambiante; ils sont en conséquence mieux appropriés l'hiver que l'été. Les bas de laine, les sabots, suivant la saison, suivant le climat, garantissent les extrémités inférieures de l'influence de l'humidité, et partant des réactions sur les organes pectoraux. Les chapeaux de paille, de feutre blanc, les bonnets de laine ou de coton aisés, pour éviter les congestions cérébrales, sont aussi utilement mis à profit l'été.

A l'exemple des militaires de service, les cultivateurs devraient, pour éviter les changements brusques de température, se munir de linge de corps de rechange, de blouses, de pantalons dits *surtouts*; ils éviteraient par cette simple précaution des maladies et des suspensions de travaux bien plus onéreux pour eux et leur famille que l'acquisition de ces objets.

Ils devraient profiter aussi plus souvent des occasions qu'ils ont de faire des ablutions et de prendre des bains, toujours toniques et fortifiants, surtout lorsqu'ils sont accompagnés de natation. Il est bien entendu que l'on ne doit prendre de bains froids que lorsque l'on n'est pas en état de transpiration et lorsque la digestion est faite ou en très grande partie faite.

La respiration, la circulation du sang, le jeu des organes dépendant de l'action musculaire, les jeunes gens devraient employer leurs loisirs non pas seulement à la danse, mais encore à des exercices modérés, à une sorte de gymnastique rustique qui consisterait à monter à des mâts, à des cordes noueuses, à marcher sur des pièces de bois placées horizontalement ; leur force, leur adresse s'en augmenteraient, et ils pourraient mettre à profit ces nouvelles puissances dans les cas d'incendies, d'inondations, de naufrages, et exercer ainsi plus facilement leurs devoirs de citoyen et ceux que commande l'humanité.

HYGIÈNE DES ENFANTS.

Les conditions les plus favorables après l'accouchement, lorsque les circonstances sont normales, consistent, pour la mère, à nourrir son enfant, pour l'enfant, à être nourri par sa mère. Il arrive cependant, soit par suite de couche laborieuse, de maladie ou de décès, que l'on est obligé de chercher une autre nourrice. On doit la choisir d'un état de santé parfait, d'une constitution et d'un âge qui se rapprochent de ceux de la mère. Il importe de faire constater, au moyen du microscope, la puissance de son lait et de faire concorder autant que possible l'âge de celui-ci avec celui de l'enfant.

L'état d'acidité ou d'alcalinité du lait n'étant pas indifférent à connaître pour apprécier sa puissance nutritive, on a proposé de l'essayer au moyen du papier de tournesol, qu'il rougit ou verdit suivant qu'il est acide ou alcalin. On a remarqué que les enfants qui tetaient un lait acide le rendaient presque immédiatement et sans profit, et qu'un lait alcalin était gardé et nourrissait; aussi lorsqu'une nourrice réunit d'autres bonnes conditions et que son lait est acide, on peut neutraliser cette acidité en la soumettant à un régime alcalin; l'usage de l'eau de Vichy est dans ce cas heureusement indiqué.

Le lait provenant de vaches nourries en plein air étant alcalin, et celui fourni par celles retenues dans les étables étant acide, on peut, dans les villes où ce dernier est commun, l'alcaliniser, et conséquemment l'améliorer par l'addition de bi-carbonate de soude qui le fluidifie, le rend plus digestible et l'empêche de tourner.

Les cris poussés par le nouveau né ne sont pas, comme on le croit trop souvent, un indice de malaise; ils résultent de l'impression qu'il éprouve de la différence du milieu qu'il abandonne avec celui qui va mettre en jeu ses organes. La température n'est pas seulement plus faible, le contact de l'air sur les poumons produit une impression assez vive pour déterminer la dilatation de la poitrine; et par suite de ses oscillations, le phénomène de la respiration, source de la chaleur, s'effectue.

Cessant d'être sous l'influence vitale de la mère et passant d'une température de 50 à 52 degrés, qui est celle des viscères abdominaux, à une température plus faible, l'enfant doit être soigneusement garanti de l'impression du froid, tenu en repos, placé sur l'un ou l'autre côté pour faciliter l'expectoration des mucosités salivaires et la respiration. Devenu indépendant, il doit par l'exercice de ses fonctions pourvoir à sa propre calorification.

Ce n'est pas sans inconvénient que, pour obéir aux prescriptions de la loi, on présente l'enfant, dans les trois premiers jours de sa naissance, à la mairie pour établir son état civil, et cela quelle que soit la saison. De fort bons esprits, des observateurs judicieux ont signalé la gravité des dangers qui menacent la vie des enfants, et pour les garantir des influences atmosphériques, et particulièrement du froid qui est leur plus redoutable ennemi, ils ont demandé que l'officier de l'état civil fût obligé de se transporter à domicile pour remplir cette obligation.

On ne comprend pas cet oubli des précautions les plus sages, lorsqu'on voit les animaux prendre tant de soins pour préserver leurs petits des impressions si meurtrières du froid à l'époque de leur naissance : les uns se succèdent sans interruption pour les couver, d'autres se dépouillent de leurs poils les plus doux pour entretenir autour d'eux une température constante, et cela jusqu'à ce que la faculté de développer une chaleur surabondante se soit montrée chez eux par la plénitude de la vie.

Pour rendre les êtres les plus élevés dans l'échelle zoologique tributaires les uns des autres, et pour développer les sentiments qui doivent les socialiser, la nature, qui a été si prodigieuse de force et d'énergie envers les animaux inférieurs, a dépourvu les premiers des moyens de pourvoir à leurs besoins et de se suffire.

ÉDUCATION ET INSTRUCTION.

Les animaux sont à bien peu de chose près instinctivement, à la fin de leur existence, ce qu'ils étaient en naissant. L'homme seul, par l'éducation qui comprend le développement de ses facultés physiques et intellectuelles, acquiert de nouvelles forces, de nouvelles capacités. L'instruction, que l'on peut plus spécialement appeler l'éducation intellectuelle, le met en rapport avec tous les êtres animés et inanimés; elle lui permet de les apprécier et de les mettre à profit pour ses besoins. L'instruction n'est complète que lorsqu'elle développe les qualités morales comme celles de l'esprit ; elle se divise en *instruction primaire* ou *élémentaire*, qui est la plus généralement répandue dans les campagnes, en instruction secondaire et en instruction professionnelle, qui ne peuvent être fructueusement données que dans les centres de population ou les villes.

Trente quatre mille communes environ sur trente six sont pourvues d'écoles primaires, tant privées que publiques. L'enseignement qui y est donné comprend : l'instruction morale et religieuse, la lecture, l'écriture, l'histoire, la géographie, les éléments de la langue française, du calcul, le système des poids et mesures. Cet enseignement peut être augmenté suivant les ressources et les besoins des localités.

Sont admis dans l'école communale élémentaire ceux des enfants de la commune que le conseil municipal considère comme ne pouvant payer de rétribution. Les parents, qui ne font pas profiter leurs enfants des bienfaits de l'instruction et des facilités qu'offre le système d'enseignement populaire développé depuis plusieurs années, ne sont pas seulement coupables envers leurs enfants, ils le sont envers la société qu'ils grèvent par les soins qu'elle devra prendre pour réprimer leurs mauvais penchants, pour se garantir des effets de leur immoralité et par les secours qu'elle devra leur donner à la fin d'une carrière qu'une vie de désœuvrement aura rendue stérile.

Pour qu'une extrême misère ne devienne pas un obstacle à l'instruction des enfants, pour que leur dénûment ne soit pas un prétexte pour les tenir éloignés des écoles, nous avons été assez heureux, comme administrateur d'un bureau de bienfaisance, pour faire admettre en principe que des blouses pour les garçons, des tabliers à manches pour les filles, aussi bien que des sabots, seraient donnés aux enfants d'indigents inscrits. Cette mesure, cette sorte de prime offerte au malheur a produit de si heureux effets, en comblant les vides si nombreux des écoles, que l'administration supérieure n'a pas seulement autorisé cette dépense, elle en a prescrit l'application aux autres bureaux.

Plusieurs comités locaux, pour répondre à cette pensée toute philanthropique qui, suivant les expressions d'un ancien magistrat municipal qui lui a prêté son concours, fait tourner la bienfaisance au profit de l'instruction, ont décidé qu'à l'avenir les enfants des indigents figureraient en tête des listes d'admission dans les écoles gratuites.

PERTURBATIONS DES FACULTÉS VITALES ; SOINS A DONNER EN ATTENDANT LE MÉDECIN, OU A SON DÉFAUT.

APOPLEXIE, SYNCOPE, DÉFAILLANCE.

Suspension subite et momentanée de l'action du cœur, accompagnée de cessation de la respiration, des sensations et des mouvements volontaires. Elles diffèrent de l'asphyxie, comme on le verra plus loin, en ce que, le sang cessant de se porter au cerveau, l'action de cet organe est la première interrompue ; dans l'asphyxie, c'est celle des poumons, et partant la respiration.

On doit en conséquence faire en sorte que le cerveau reçoive du cœur le fluide nécessaire à son excitation. A cet effet, on couche horizontalement le malade ; on excite par des frictions, des aspersions d'eau froide vinaigrée, l'action de la peau, et celle des sens par l'aspiration de l'éther ou d'eaux spiritueuses de mélisse, de lavande, de romarin, de celle dite *de Hongrie.*

En général la saignée de la veine jugulaire (veine du cou) ou du bras (veine céphalique ou basilique), du pied (saphène) ou de la main, sont les moyens les plus efficaces à apporter à l'apoplexie ou défaillance persistante. Enfin on applique des compresses froides sur la tête ; on a recours aux pédiluves ou maniluves chauds, et ensuite aux lavements purgatifs.

Si l'urgence obligeait à recourir à un écoulement de sang et que l'on ne sût pas saigner, on pourrait au moyen d'une lancette et après avoir pris les précautions d'usage, c'est-à-dire effectué une ligature au-dessus du poignet et plongé la main dans l'eau chaude, ouvrir la veine du dos de la main ou de l'avant-bras qui présenterait le plus de volume. A cet effet on tend soigneusement la peau, on fixe la veine et on enfonce la lancette de manière à l'ouvrir seulement, puis on la retire en lui faisant faire un mouvement de bascule pour que le tranchant agrandisse l'ouverture. On desserre la bande, on lave et on fixe une compresse au moyen d'une bande.

APOPLEXIE DES NOUVEAUX NÉS.

C'est un état de mort apparente qu'offrent certains enfants par suite d'une pression accidentelle exercée pendant l'accouchement, et d'où il résulte une stase dans les vaisseaux cérébraux et par suite une rougeur universelle, le boursouflement et la couleur violette de la face. Il importe de laisser écouler par la section du cordon ombilical une petite quantité de sang, soit en une seule fois, soit à plusieurs reprises, et de faire des frictions sèches.

ASPHYXIE.

Que l'asphyxie soit le résultat de la submersion, de la strangulation, de l'aspiration de gaz méphitiques, de l'action du froid ou de la foudre, comme elle a toujours pour résultat principal la suspension des phénomènes de la respiration, il importe surtout de rétablir cette fonction, qui est l'agent principal de toutes les autres.

A cet effet, après avoir désbabillé la personne, on la couche la tête nue, un peu élevée, et on l'expose au grand air; on essuie et on frictionne toutes les parties du corps, le tronc principalement, avec des serviettes bien chaudes; on asperge le visage et la poitrine d'eau froide vinaigrée. Pour faciliter la respiration, on insuffle soit par la bouche, soit par les narines de l'air atmosphérique, et en même temps on applique alternativement sur la poitrine des serviettes chaudes et froides imprégnées d'eau acidulée; on promènera ensuite sous le nez des allumettes soufrées pour irriter la membrane pituitaire; on irritera la plante des pieds et tout le trajet de la colonne vertébrale avec une brosse de crin. On frictionnera les autres parties du corps avec une flanelle trempée dans l'eau-de-vie camphrée, de Cologne, de mélisse ou tout autre stimulant. On fera flairer de l'alcali volatil ou ammoniaque, ou de l'eau de la *Reine de Hongrie;* mais on se gardera surtout de l'emploi des narcotiques, et notamment de la fumée de tabac.

Enfin lorsque la chaleur et la respiration deviendront manifestes, on administrera des lavements d'eau vinaigrée ou salée soit avec le sel commun, soit avec le sel de Sedlitz (sulfate de magnésie). On se gardera d'employer les émétiques ; si le cas est grave, on aura recours à la saignée de la veine jugulaire, aux ventouses et aux moxas. A défaut de potion stimulante, on peut donner du vin chaud, soit qu'on en introduise dans la bouche au commencement de l'atteinte, soit qu'on le fasse boire lorsque les fonctions ont repris leur cours.

Dans les cas d'asphyxie par le charbon ou l'acide carbonique, les boissons acidulées sont indiquées.

Par l'aspiration de l'hydrogène sulfuré qui s'échappe des fosses d'aisances (vulgairement plomb), l'usage des mêmes boissons, la désinfection au moyen du chlorure de soude et l'aérification par le feu allumé aux ouvertures, sont indiqués.

ASPHYXIE DES NOUVEAUX NÉS.

Elle s'annonce aussi par un état de mort apparente et est causée soit par l'afflux du sang vers le cerveau, soit par suite d'une compression exercée par le bassin ou le forceps pendant l'accouchement. L'enfant est pâle, décoloré, ses chairs sont flasques. On doit différer de couper le cordon ombilical, relever la tête, la dégager de toute étreinte, envelopper le reste du corps d'une couverture chaude, introduire dans la bouche ou les narines la barbe d'une plume pour les vider des mucosités qui les obstruent. On frictionne le dos et la plante des pieds avec des linges chauds, et on administre un petit lavement contenant quelques grains de sel.

Nous croyons utile de rappeler ici, en cas d'asphyxie par pendaison, l'importance qu'il y a à rompre le lien suspenseur sans attendre l'arrivée du médecin ou de l'autorité.

PARALYSIE.

Elle prend le nom d'hémiplégie lorsqu'elle occupe un côté seulement du corps, et celui de paralysie partielle lorsqu'elle affecte un membre seulement. C'est la diminution ou l'abolition de la contractilité musculaire avec ou sans lésion de la sensibilité. Tantôt la paralysie dépend d'une lésion physique et apparente du système nerveux : telle est celle qui survient à la suite de congestions cérébrales ou de violences extérieures ; tantôt elle résulte d'une affection générale qui ne laisse pas de traces et qui peut provenir d'excès vénériens ou d'affaiblissement sénile du système musculaire en général.

Le traitement consiste principalement dans l'emploi des stimulants de toute espèce : les frictions sèches, les vésicatoires, les moxas, les sétons, les lavements excitants, les douches et l'électricité.

LÉTHARGIE OU MORT APPARENTE.

C'est un état de sommeil profond et apoplectique que l'on peut confondre avec le *coma*, avec lequel elle offre beaucoup d'analogie. Elle peut être produite par l'ivresse, l'asphyxie, l'épilepsie, l'hystérie, la syncope et certaines blessures graves. L'absence de circulation, de respiration ne constitue pas seule la mort réelle; les caractères les plus probants sont l'affaissement des yeux qui témoigne d'un commencement de putréfaction, l'obscurcissement du globe de l'œil qui est plus brillant pendant la vie ; enfin l'indice le plus certain de la mort réelle est la preuve de la cessation de toute fonction vitale.

VARIOLE OU PETITE VÉROLE.

C'est une fièvre éruptive ou phlegmasie cutanée contagieuse, qui se manifeste par une éruption de pustules rouges et circonscrites, avec gonflement de la face et des extrémités. Elle est généralement précédée de lassitude et de céphalalgie, mal de tête. On en distingue deux, l'une *bénigne* ou *discrète*, l'autre *confluente* ou *meurtrière;* la première cède à l'usage des boissons délayantes et aux précautions hygiéniques qu'exige une affection éruptive ; l'autre offre beaucoup plus de gravité ; on est souvent obligé pour la maîtriser d'avoir recours à la saignée, à l'application de sangsues à l'épigastre ; mais sa marche est si prompte, elle peut se compliquer d'accidents si graves, que les soins d'un médecin deviennent indispensables. Dans l'un et l'autre cas les boissons délayantes et laxatives, les lavements purgatifs sont indiqués. Lorsque les boutons sont arrivés à leur période de suppuration, on les perce avec une aiguille, ou on les cautérise avec la pierre infernale pour éviter l'excavation ; on les lave ensuite avec du lait tiède, on les oint de beurre frais ou de cérat pour diminuer l'inflammation et favoriser la cicatrisation.

Le bienfait de la vaccine vient heureusement diminuer les ravages de cette cruelle maladie; nous croyons ne pouvoir en fournir une preuve plus certaine qu'en reproduisant ici les conclusions du rapport de M. le docteur Serre, de l'Institut, sur le concours pour le prix de vaccine accordé par l'Académie de médecine à MM. Bousquet et Fiars. Il convaincra les plus incrédules et déterminera les habitants des campagnes qui hésitent encore à employer ce moyen préservatif d'un fléau qui naguère encore ne mutilait pas seulement les populations, mais les décimait cruellement.

1° La vertu préservatrice de la vaccine est absolue pour le plus grand nombre de vaccinés, et temporaire pour un petit nombre. Chez ces derniers même, elle est presque absolue jusqu'à l'adolescence.

2° La variole atteint rarement les vaccinés avant l'âge de 10 à 12 ans; c'est à partir de cette époque jusqu'à 30 ou 35 ans qu'ils y sont principalement exposés.

3° En outre de sa vertu préservatrice, la vaccine entretient dans l'organisme une propriété qui atténue les symptômes de la variole, en abrége la durée et en diminue considérablement la gravité.

4° Le cowpox, vaccin pris sur la vache, donne aux phénomènes locaux de la vaccine une intensité très prononcée; son effet est plus certain que celui de l'ancien vaccin ; mais après quelques années de transmission à l'homme, cette intensité locale disparaît.

5° La vertu préservatrice du vaccin ne paraît pas intimement liée à l'intensité des symptômes locaux de la vaccine; néanmoins, pour conserver au vaccin ses propriétés, il est prudent de le régénérer le plus souvent possible.

6° Parmi les moyens proposés pour effectuer cette régénération, le seul dans lequel la science puisse avoir confiance jusqu'à ce jour consiste à le prendre à sa source.

7° La revaccination est le seul moyen d'épreuve que la science possède pour distinguer les vaccinés qui sont définitivement préservés de ceux qui ne le sont encore qu'à des degrés plus ou moins prononcés.

8° L'épreuve de la vaccination ne constitue pas une preuve certaine que les vaccinés chez lesquels elle réussit fussent destinés à contracter la variole, mais seulement une assez grande probabilité que c'est particulièrement parmi eux que cette maladie est susceptible de se développer.

9° Enfin, en temps ordinaire, la vaccination doit être pratiquée à partir de la quatorzième année; en temps d'épidémie, il est prudent de devancer cette époque.

CHOLÉRA.

Il est bien rare que les attaques de choléra ne soient pas annoncées par des perturbations dans l'appareil digestif, c'est-à-dire l'estomac et les intestins; il importe dans ce cas d'éviter la fatigue, le froid, l'humidité, de se vêtir plus chaudement que de coutume et de boire du thé ou une infusion quelconque de plante aromatique.

Si ces symptômes préliminaires persistent ou sont développés tout à coup, si la diarrhée continue, si la douleur augmente et s'il survient des vomissements, des frissons, le refroidissement des extrémités, il faut coucher le malade, l'envelopper de couvertures chaudes, placer des briques chaudes ou des sachets de sable chaud à ses pieds, frictionner le ventre avec des serviettes ou mieux de la flanelle chaude imprégnées de substances aromatiques ou camphrées, rappeler la chaleur aux extrémités au moyen de cataplasmes de farine de lin saupoudrés de farine de moutarde; administrer des quarts de lavements à l'eau de riz, l'amidon ou la décoction de guimauve anodinée au moyen d'une tête de pavot. Si des symptômes plus graves se manifestent, si les crampes, le refroidissement de la langue, la coloration cyanique ou bleu de la peau se réunissent, il faut redoubler de soins et développer la chaleur naturelle par tous les moyens que la prudence conseille, voire même l'électricité.

EMPOISONNEMENT.

Quelle que soit la nature du poison, la première indication à remplir est son expulsion par un vomitif, ou par la titillation de la gorge à son défaut. On a ensuite recours au contre-poison. Si l'on connaît la nature de la substance toxique ingérée, on l'administre par la bouche si l'empoisonnement est récent, et, dans le cas contraire, en lavement. Le blanc d'œuf délayé dans l'eau tiède est toujours indiqué, soit en boisson, soit en lavement, quel que soit le poison.

Dans le cas d'empoisonnement :

Par les acide nitrique, eau-forte, eau seconde, *acide sulfurique*, huile de vitriol, *acide muriatique* ou hydrochlorique,

On administre l'eau de savon, le lait, la magnésie calcinée.

Par l'acide hydrocyanique ou *prussique*, on fait aspirer le chlore et on administre les excitants, tels que l'émétique et l'essence de térébenthine.

Par l'acide hydrosulfurique, hydrogène sulfuré, on administre des solutions de chlorure ou de muriate de soude, l'éther; on fait des frictions avec un liniment ammoniacal.

Par les alcalis végétaux, on administre l'eau de chaux, les décoctions de noix de galle, de quinquina.

Par les alcalis minéraux, la soude, *la potasse*, *la chaux*, *l'ammoniaque* et leurs sels, on administre les acides végétaux étendus, l'huile d'amandes douces, les boissons mucilagineuses et acidulées.

Par l'acide arsénieux, arsenic ou ses sels, on administre l'hydrate de peroxyde de fer, le lait, les boissons mucilagineuses, la magnésie calcinée.

Par les sels antimoniaux, l'émétique, *le kermès*, on administre les eaux minérales sulfureuses, la décoction de noix de galle, de quinquina.

Par le nitrate d'argent ou les autres sels de ce métal, on administre le sel commun, *muriate de soude*, des boissons adoucissantes, l'albumine d'œuf étendu.

Par les sels d'étain ou *l'oxyde*, on administre le lait, le bi-carbonate de soude et la décoction de noix de galle.

Par l'oxyde ou les *sels de cuivre*, *verdet*, *vitriol bleu*, *acétate de cuivre*, on administre la limaille de fer porphyrisée, l'eau sucrée albumineuse, le lait.

Par les sels de fer, *sulfate de fer*, *vitriol vert*; la noix de galle, le blanc d'œuf étendu.

Par les sels de plomb, *extrait de Saturne*, *acétate de plomb liquide*, *la céruse*, *le carbonate de plomb*, on administre les sulfates de soude, de potasse, la limonade sulfurique, la tisane sudorifique, dite de la Charité, une potion calmante composée d'eau de laitue, de fleurs d'oranger et de sirop diacode.

Par les sels de mercure, *sublimé corrosif*, *deutochlorure de mercure*, *protochlorure de mercure*, *mercure doux*, on administre l'eau chargée d'albumine d'œuf ou de sang, l'eau de gomme ou de guimauve sucrée et, au besoin, les saignées.

Par l'oxyde ou les *sels de zinc*, on administre des purgatifs et on provoque une abondante transpiration.

Par l'aspiration du chlore, on administre l'ammoniaque.

Par l'aspiration de l'ammoniaque, on administre le chlore.

Par l'aspiration de l'acide carbonique, on administre l'eau de chaux, le lait coupé.

Par la strychnine, la noix vomique, la coque du Levant, on administre l'eau iodurée, la morphine et l'émétique en lavage.

Par l'ingestion de substances narcotiques, l'opium, la morphine et ses sels, on administre le café, l'eau émétisée, le sel commun en lavement, l'eau acidulée en boisson ; par des titillations on combat la somnolence.

Par l'usage du pain de seigle ergoté, ce qui se reconnaît à une pesanteur de tête et à une sorte de fourmillement aux pieds, on administre l'eau miellée et acidulée, et les antispasmodiques.

Par les moules, d'où résulte la gêne dans la respiration, le gonflement de la face et une douleur à l'épigastre, on commence par faire vomir, puis on donne de l'eau miellée acidulée, du thé; les lavements simples sont aussi indiqués.

Par les champignons vénéneux. Les premiers désordres sont une pesanteur à l'estomac, des nausées, une contraction à la gorge et la défaillance. Pour combattre ces symptômes, si l'ingestion est récente, on provoque le vomissement; si elle ne l'est pas, on a recours aux purgatifs, tels que l'huile de ricin et le sirop de fleurs de pêcher, que l'on aromatise avec quelques gouttes d'éther. Après les évacuations, on a recours aux mucilagineux et aux adoucissants pour calmer les douleurs d'entrailles, aux fomentations émollientes, aux bains et à la saignée.

MORSURES PAR DES ANIMAUX VÉNÉNEUX OU ENRAGÉS.

Si elles sont légères, on peut se contenter de les laver avec de l'*alcali volatil* (*ammoniaque liquide*), de l'eau salée ou chlorurée, en ayant le soin de comprimer les chairs pour en exprimer le virus. Si elles sont profondes et de nature à inspirer des craintes, on effectue une ligature au-dessus et au-dessous, on pose des ventouses ou on cautérise avec le fer rougi à blanc, l'acide nitrique ou la pierre infernale; on administre l'ammoniaque étendue en boisson pour provoquer la transpiration, et des tisanes d'orge ou de chiendent pour faciliter l'expulsion du virus par les voies urinaires.

HÉMORRHAGIES EXTERNES OU TRAUMATIQUES.

Si le sang sort vermeil et par jets, c'est qu'il provient d'une artère; s'il s'épanche et est d'un rouge foncé, c'est qu'il provient de veines ou de vaisseaux capillaires; les lotions froides, les styptiques en dissolution, tels que l'alun (*sulfate d'alumine et de potasse*), l'extrait de Saturne (*acétate de plomb liquide*), la noix de galle, le cachou, la décoction de pepins de coing, et enfin la décoction de seigle ergoté, dont l'action est des plus énergiques.

BRULURES SOIT PAR LE FEU, SOIT PAR LES ACIDES OU LES ALCALIS CAUSTIQUES.

Lorsque la peau n'est pas dénudée, le froid suffit souvent pour calmer la douleur; mais lorsqu'il y a désorganisation, il faut crever les phlyctènes ou pustules, oindre les parties avec un liniment composé d'huile d'amandes douces ou d'olives une partie, et eau de chaux trois parties; on couvre ensuite d'une ouate de soie ou de coton cardé.

Lorsque les brûlures proviennent d'épanchements d'acides concentrés ou d'alcalis caustiques, on lave les plaies à grande eau pure ou de savon onctueux.

ENTORSES OU FOULURES.

Elles donnent lieu au tiraillement violent des parties molles ou ligaments qui avoisinent les articulations; pour y remédier, on emploie les répercussifs et surtout l'eau froide immédiatement et abondamment, on l'aiguise ensuite avec l'acétate de plomb. Si la douleur persiste, on a recours aux sangsues, aux narcotiques et au repos absolu. On applique dans tous les cas un bandage contentif, formé de sparadrap et enduit d'onguent blanc rhasis, ou de carbonate de plomb cératé.

Si l'industrie agricole était plus répandue, quel bien n'en résulterait-il pas ! les populations malheureuses n'émigreraient plus pour chercher dans d'autres climats des terres plus fécondes, et, suivant eux, moins ingrates. Il serait cependant plus judicieux d'appeler ingrats ceux qui les abandonnent ; car, grâce aux progrès des sciences, il est maintenant bien peu de sols complétement improductifs.

Imprimerie d'E. Duverger, rue de Verneuil, 6.

www.ingramcontent.com/pod-product-compliance
Ingram Content Group UK Ltd.
Pitfield, Milton Keynes, MK11 3LW, UK
UKHW020214200726
13856UKWH00004B/1375